G. Lohfin

DER TOD IST NICHT DAS LETZTE WORT

Gerhard Lohfink

DER TOD IST NICHT DAS LETZTE WORT

Meditationen

Herder

Freiburg · Basel · Wien

SIEBTE AUFLAGE

Herstellung: Freiburger Graphische Betriebe 1979
ISBN 3-451-17513-4

Für
Peter Giacomelli

Vorwort

Die erste der folgenden Meditationen geht von einer Frage aus, die mich seit langem bedrängt: Gibt es auch heute noch Erfahrungen, die den Ostererfahrungen der ersten Zeugen entsprechen? Falls es sie nicht gibt, bleiben die Ostererzählungen der Evangelien tote Texte, die auch die sorgfältigste Auslegung nicht mehr zum Leben erwecken kann. Es genügt deshalb nicht, den Sinn etwa der Emmaus-Geschichte rein exegetisch zu erheben; vielmehr muß deutlich werden, ob und wann sich ähnliche Erfahrungen mit dem Auferstandenen auch heute noch ereignen können.

Die zweite Meditation geht von der lukanischen Himmelfahrtsgeschichte aus. Auch hier steht nicht die Auslegung dieser Geschichte mit den üblichen exegetischen Techniken im Vordergrund. Es soll vielmehr klar werden, daß sich in der Erzählung von der Himmelfahrt Jesu eine Grundfrage menschlicher Existenz zu Wort meldet: Mündet die Geschichte unserer Welt und unseres Lebens in einen letzten Sinn oder in eine letzte Sinnlosigkeit?

Eine Antwort versucht der dritte Beitrag dieses kleinen Bandes. Und hierzu muß ich nun noch eine Bemerkung machen: Ich habe die Meditation „Was kommt nach dem Tod?“ bereits an anderer Stelle veröffentlicht, nämlich in dem mit G. Greshake herausgegebenen Band der „Quaestiones disputatae“: „Naherwartung, Auferstehung, Unsterblichkeit“. Inzwischen hat gerade dieser Beitrag ein starkes Echo ausgelöst. Ich wurde immer wieder gebeten, ihn doch in einem weniger wissenschaftlichen Kontext weiteren Kreisen zugänglich zu machen – in einer Form, die es zum Beispiel erlaubt, diesen Beitrag jemandem, der einen lieben Menschen verloren hat, als Wort der Hilfe und des Trostes in die Hand zu geben. Ich folge diesen Anregungen und würde mich über nichts mehr freuen, als wenn dieses Bändchen möglichst vielen Menschen die Freude und den Trost christlicher Hoffnung nahebrächte.

Tübingen, Ostern 1976 *Gerhard Lohfink*

Inhalt

I

Ist die Ostererfahrung wiederholbar?

Das Evangelium von den Emmaus-Jüngern (Lk 24,13–35) ist bereits von seiner Sprache her einer der schönsten Texte des Neuen Testaments. „Bleibe bei uns, denn es will Abend werden, und der Tag hat sich schon geneigt." Welche erzählerische Tiefe und welche Einfachheit liegen allein in diesem Satz. Und so einfach und tief ist die ganze Erzählung.

Trotzdem stellt uns dieses Evangelium vor ein schweres Problem. Ich denke jetzt nicht einmal an die Schwierigkeit, daß Christus hier wie ein homerischer Gott auf Erden erscheint, die Gestalt eines Fremden annimmt, sich erst nach einiger Zeit zu erkennen gibt und dann wiederum wie ein Gott der griechischen Sage den irdischen Augen entschwindet.

Mit diesem Problem kann man noch relativ leicht fertig werden. Wir wissen heute besser als frühere Generationen, daß die Erzählungen der Bibel meist eine lange Traditionsgeschichte hinter sich haben, daß sie dabei bearbeitet, theologisch ausgestaltet und nach dem Muster bereits vorliegender Erzählgattungen stilisiert wurden. Daß in die Erzählung von den Emmaus-Jüngern Elemente alttestamentlicher und griechischer Epiphaniegeschichten miteingeflossen sind, ist keine Frage. Aber wie gesagt, hier liegen heute nicht mehr unsere eigentlichen Schwierigkeiten. Wir dürfen davon ausgehen, daß der Emmaus-Erzählung trotz aller zeitgenössischen Stilisierung eine wirkliche Begegnung mit dem Auferstandenen zugrunde liegt. Zwei Menschen haben den auferstandenen Christus erfahren – so tief und so real erfahren, daß ihr Herz brannte und sie sofort nach Jerusalem zu ihren Freunden zurückkehrten.

Das Problem

Das eigentliche Problem dieser und aller übrigen Ostergeschichten liegt anderswo. Es besteht darin, daß *wir* solche Erfahrungen heute anscheinend nicht mehr machen. Sagen wir es ganz deutlich: *Es gibt keine Ostererscheinungen mehr.* Keinem von uns hat sich der Auferstandene je gezeigt. Die Erfahrungen, die hinter den Ostergeschichten der Evangelien stehen, scheinen unwiederholbar. Hier liegt das wahre Problem aller Ostererzählungen. Denn wenn uns die Erfahrungen, die hinter einer Erzählung stehen, nicht mehr zugänglich sind, wenn sie von unserer eigenen Erfahrung nicht mehr gedeckt und nicht mehr erreicht werden können, dann ist eine solche Erzählung tot, und dann kann sie auch durch die beste Exegese nicht mehr zum Leben erweckt werden. Dann hat eine Erzählung wie die von den Emmaus-Jüngern im Grunde nichts mehr mit uns und unserer Existenz zu tun.

Allerdings müssen wir nun sehr ernsthaft und sehr genau fragen: Gibt es die Erfahrungen, die hinter den Ostergeschichten der Evangelien stehen, für den modernen Menschen wirklich nicht mehr? Ist es so sicher, daß wir solche Erfahrungen nicht mehr machen?

Das Mémorial Pascals

Als der französische Mathematiker und Naturwissenschaftler Blaise Pascal gestorben war, fand man eingenäht in eines seiner Kleidungsstücke ein sehr sorgfältig beschriebenes Stück Papier, das ihm offensichtlich sehr viel bedeutet und das er stets bei sich getragen hatte. Dieses *Mémorial,* wie man es genannt hat, hält die Erfahrung eines ganz bestimmten Tages und einer ganz bestimmten Stunde im Leben Pascals fest. Es lautet:

„Das Jahr der Gnade 1654. Montag, 23. November, Tag des heiligen Clemens, Papstes und Martyrers, und anderer im Martyrologium, Vigil des heiligen Chrysogonus, Martyrers, und anderer, von ungefähr zehn und einhalb Uhr am Abend bis ungefähr eine halbe Stunde nach Mitternacht, Feuer. ‚Gott Abrahams, Gott Isaaks, Gott Jakobs' nicht der Philosophen und Gelehrten. Gewißheit. Gewißheit. Empfindung. Freude. Friede. Gott Jesu Christi. Deum meum et deum vestrum. ‚Dein Gott soll mein Gott sein.' Vergessen der Welt und aller Dinge, ausgenommen Gott. Er wird nur auf den Wegen gefunden, die im Evangelium gelehrt sind. Größe der menschlichen Seele. ‚Gerechter Vater, die Welt hat dich nicht erkannt, aber ich habe dich erkannt.' Freude, Freude, Freude, Tränen der Freude. Ich habe mich von ihm getrennt: Dereliquerunt me fontem aquae vivae. ‚Mein Gott, wirst du mich verlassen?' Möge ich nicht ewig von ihm getrennt werden. ‚Dies ist das ewige Leben, daß sie Dich erkennen, den einzigen, wahren Gott, und den Du gesandt hast, Jesus Christus.' Jesus Christus. Ich habe mich von ihm getrennt; ich bin vor ihm geflohen, ich habe ihn verleugnet, gekreuzigt. Möge ich nie von ihm getrennt sein. Er wird nur auf den Wegen bewahrt, die im Evangelium gelehrt sind: Vollkommene, innige Entsagung. Vollkommene Unterwerfung unter Jesus Christus und unter meinen geistlichen Führer. Ewig in der Freude für einen Tag der Plage auf Erden. Non obliviscar sermones tuos. Amen."

Dieses Mémorial berichtet von einer wirklichen Erfahrung. Sie wird genau datiert. Der Naturwissenschaftler Pascal hat sie fast wie die Daten eines Experiments festgehalten. Die Erfahrung, die er gemacht hat, läßt sich mit der der

Emmaus-Jünger vergleichen. Es handelt sich nicht um theologische Einsichten, die man jeden Tag haben kann, sondern um die erschütternde und alles verändernde *Erfahrung* einer ganz bestimmten Stunde, die man nie mehr vergißt. Es handelt sich aber auch nicht um eine allgemein menschliche Erfahrung, die jeder religiöse Mensch machen kann, sondern um eine spezifisch *christliche* Erfahrung, die ihre Vorgeschichte hat: nämlich die Glaubensgeschichte vieler Generationen. Pascal ist in einer ganz bestimmten Stunde Christus begegnet und in Christus dem Gott Abrahams, Isaaks und Jakobs. Diese Begegnung bewirkte tiefste Freude und zugleich Frieden.

Wir haben nicht das Recht, die Worte „Freude, Freude, Freude, Tränen der Freude" in irgendeiner Weise aufzulösen. In dieser Freude findet Pascal den Frieden. Einen Frieden, der das Leben neu ordnet, der es auf eine neue Ebene stellt, der es ganz klar und eindeutig macht. Pascal weiß plötzlich, daß er bisher von Christus getrennt war, obwohl er doch schon vorher geglaubt hatte. Er weiß, daß er Christus und in ihm Gott erst jetzt wirklich gefunden hat. Und in all dem tiefste Gewißheit. Pascal wiederholt dieses Wort zweimal.

Erfahrung des Auferstandenen auch bei uns?

Verlassen wir an dieser Stelle das Mémorial Pascals und stellen wir die letzte und entscheidende Frage: Gibt es für uns ähnliche Erfahrungen, wie sie Pascal an jenem Abend gemacht hat? Oder ist das alles eben doch singulär, absolute Ausnahme, nur bestimmten Menschen vorbehalten?

So wie es Pascal erlebt hat, ist es sicher unwiederholbar. Erfahrungen, die derart in die Geschichte eines ganz bestimmten Menschen eingebunden sind, können nie in der gleichen Weise wiederkehren. Das ist übrigens auch der Grund, warum sich die Ostererfahrungen der ersten Zeugen nicht mehr wiederholen. Sie setzen eine ganz bestimmte geschichtliche Situation voraus, die nicht mehr die unsere ist.

Und doch gibt es in den Ostererscheinungen, in der Erfahrung Pascals und in den Erfahrungen vieler Christen etwas Gemeinsames, das sich stets von neuem wiederholen kann: die Erfahrung, daß man plötzlich vor dem Gott Jesu

Christi steht und ihm nicht mehr ausweichen kann; die Erfahrung, daß einem das Herz brennt; die Erfahrung einer Freude, die so tief ist, daß alle anderen Freuden dieser Welt verblassen; die Erfahrung tiefen Friedens und letzter Gewißheit. All diese Erfahrungen können sehr verschieden sein. Sie können uns überwältigen, sie können sich aber auch so leise im Herzen melden, daß wir sie übersehen. In irgendeiner Form jedoch kann jeder Christ sie machen. Man macht sie vor allem dann, wenn man bereit ist, Jesus nachzufolgen und sich von ihm führen zu lassen. Man macht sie dann, wenn man nur noch den Willen Gottes tun will und sonst nichts mehr. Man macht sie dann, wenn man mit seiner ganzen Existenz für die anderen Menschen da sein will. Wer Erfahrungen dieser Art einmal gemacht hat, kommt von ihnen nicht mehr los. Man kann sie zuschütten, man kann sie verdrängen, aber dann melden sie sich eines Tages von neuem. Man kann sie bei sich selbst in Frage stellen, und man kann sich sehr wohl darüber im klaren sein, daß es im Raum dieser Erfahrungen keine Stelle gibt, die nicht mit den Mitteln der Psychologie sezierbar und hinterfragbar wäre.

Und trotzdem weiß man, daß keine Psychologie die Erfahrung der Freude, der Gewißheit und der Sinnhaftigkeit, die man in der verborgenen Begegnung mit Jesus und mit Gott gemacht hat, je hinreichend erklären kann. Sowenig ein Kunstwerk auf der Ebene einer rein wissenschaftlichen Analyse *adäquat* verstanden werden kann, so wenig lassen sich religiöse Erfahrungen mit den Mitteln der Psychologie *adäquat* verstehen.

Um es noch einmal ganz deutlich zu sagen: Es soll nicht behauptet werden, daß solche Erfahrungen, wie ich sie hier zu beschreiben suchte, mit den Ostererfahrungen der ersten Zeugen sachlich einfachhin identisch wären. Aber wer die beschriebenen Erfahrungen je gemacht hat, wird glauben können, daß damals, vor fast zweitausend Jahren, zwei Jünger auf einem ganz bestimmten Weg und zu einer ganz bestimmten Stunde erfuhren: Jesus lebt; er ist bei uns; er macht, daß unser Herz brennt; er schenkt uns seinen österlichen Frieden. Und er wird auch glauben, daß einmal die eine Stunde kommt, für die sämtliche Ostererfahrungen dieser Welt nur Vorspiel sind: die Stunde der letzten und endgültigen Begegnung, die Stunde der alles überströmenden Freude, in der wir endgültig erkennen und in der uns Jesus nicht mehr entschwindet. Dann wird es nie mehr Abend werden, und kein Tag wird sich dann mehr neigen. Die Freude des Mahles hat kein Ende.

II

Wo endete die Himmelfahrt Jesu?

Entrückungserzählungen

Der römische Historiker Titus Livius erzählt in seinem großen Geschichtswerk das Lebensende des Romulus, des ersten Königs der Stadt Rom, folgendermaßen: „Romulus hielt eines Tages vor den Mauern der Stadt eine Volksversammlung ab. Da brach plötzlich ein Unwetter los, das den König mit einer dichten Wolke umhüllte. Als sich die Wolke verzogen hatte, war Romulus nicht mehr auf Erden. Er war in den Himmel aufgefahren. Das Volk stand zunächst ratlos, aber dann machten einige den Anfang, und schließlich huldigten alle Romulus als dem nun in den Himmel entrückten Schutzherrn der Stadt Rom."

Ähnliche Himmelfahrtsgeschichten wurden

in der Antike auch von anderen berühmten Männern erzählt, zum Beispiel von Herakles, von Empedokles oder von Alexander dem Großen. Himmelsfahrtsgeschichten dieser Art gab es aber auch im Judentum; dort erzählte man, Henoch, Mose, Esra und Elija seien am Ende ihres Lebens in den Himmel entrückt worden.

Charakteristisch für all diese Entrückungserzählungen ist jeweils eine Szenerie vor Zuschauern oder Zeugen, vor deren Augen der Betreffende entschwindet. Oft wird er von einer Wolke eingehüllt und nach oben getragen; nicht selten geschieht das Ganze auf einem Berg oder einem Hügel; fast immer werden vor der Entrückung wichtige Aufträge erteilt und letzte Abschiedsworte gesprochen.

Ich denke, es ist nicht notwendig, nun noch im einzelnen zu zeigen, daß die beiden Himmelfahrtserzählungen des Lukas (Lk 24,50–53; Apg 1,4-12) bis ins Detail mit dem Typ der antiken Entrückungserzählungen übereinstimmen. Es gibt überhaupt keinen Zweifel: Dort, wo im Neuen Testament der Weggang Jesu zu Gott als konkreter, anschaulicher Vorgang geschildert wird, geschieht das in der Form der Entrükkungsgeschichte, einer Erzählform, die in der Antike üblich und geläufig war und die als Erzählmuster einfach zur Verfügung stand, wenn das Lebensende eines großen Menschen geschildert werden sollte.

Vor hundert Jahren verloren Theologen, die auf derartige religionsgeschichtliche Zusammenhänge hinwiesen, noch ihren Lehrstuhl. Für uns heute hat hingegen die Erkenntnis, daß in einer biblischen Erzählung vorgegebene Formen und Erzählmuster verarbeitet wurden, jeden Schrecken verloren. Wir empfinden diese Erkenntnis eher als Hilfe. Denn damit ist endgültig klar, daß Erzählungen dieser Art keine Dokumentarberichte sind, sondern daß sie in Bildern sprechen, daß sie in Chiffren und Symbolen Wirklichkeit aussagen, die anders nur schwer ausgesagt werden kann.

Himmelfahrt: Ankommen bei Gott

Worum es in den beiden Himmelfahrtserzählungen des Lukas letztlich geht, ist nicht die Darstellung historischer Vorgänge in Raum und Zeit, sondern die Darstellung eines Vorgangs, der gerade die Transzendierung von Raum und Zeit bedeutet: der Weg des Menschen in den letzten Sinn aller Geschichte, der Weg des Menschen zu Gott. Lukas will zeigen: Der Weg, den Jesus zurückgelegt hat, endet nicht in der Verlorenheit, sondern in einem alles erfüllenden Sinn. Er endet nicht im Dunkel dieser Welt, sondern im Licht Gottes. Er endet nicht im absoluten Nichts, sondern am Herzen dessen, den Jesus seinen Vater genannt hat.

Insofern gibt es im Neuen Testament keinen wirklichen Unterschied zwischen Auferstehung und Himmelfahrt. Beide Aussagen wollen mit je verschiedenen Bildern und innerhalb eines je verschiedenen Vorstellungshorizontes ausdrükken, daß Jesus nicht im Tode geblieben ist, sondern gerade in seinem Tod den letzten Sinn aller Geschichte, nämlich Gott, erreicht hat.

Erst hier, an dieser Stelle, hat heute unser Fragen einzusetzen. Nämlich vor allem die eine Frage: Ist das alles denn überhaupt wahr? War der Tod Jesu wirklich ein Weg vom Dunkel dieser Welt in das ewige Licht Gottes? Fand er wirklich den Vater, an den er geglaubt hatte und den er verkündet hatte? Oder fand er, bildlich gesprochen, als ihm im Tod die Augen aufgingen, nur das kalte, sinnlose Nichts?

Jean Pauls „Rede des toten Christus“

Genau um diese Frage geht es in einem Text von Jean Paul, dem großen, fast vergessenen deutschen Dichter. Der Text, den ich meine, wurde im Jahre 1795 niedergeschrieben. Er trägt den Titel: „Rede des toten Christus vom Weltgebäude herab, daß kein Gott sei.“ Er ist geradezu ein Gegenstück zur biblischen Himmelfahrtsgeschichte. Bereits der Titel deutet Ungewöhnliches und Erschreckendes an. Ungewöhnlich und erschreckend ist dann auch der ganze Text. Jean Paul schildert einen Traum. Er sieht in diesem Traum, wie sich der Nachthimmel auftut und den Blick in ein unendliches Weltall freigibt. Er sieht, wie das Äußerste und das Innerste der Welt bloßgelegt wird, wie die Gräber auseinanderklaffen und die Toten der Auferstehung entgegenzittern. Dann erscheint der tote Christus am Himmel, eine unendlich edle Gestalt, erschüttert von namenlosem Schmerz. Wie er erscheint, rufen ihm die Toten der Erde voll schrecklicher Ahnung entgegen: Christus, sag uns, ist kein Gott? Er muß ihnen antworten: Es ist keiner! Und dann berichtet Christus den Toten in den Gräbern, was mit ihm im Augenblick seines eigenen Todes geschah: „Ich ging durch die Welten, ich stieg in die Sonnen und flog mit den Milchstraßen durch die Wüsten des Himmels; aber es ist kein Gott. Ich stieg herab, so weit das Sein seine Schatten wirft, und schauete in den Abgrund und rief: Vater, wo bist du? Aber ich hörte nur den ewigen Sturm, den niemand regiert, und der schimmernde Regenbogen ... stand ohne eine Sonne, die ihn schuf, über dem Abgrunde und tropfte hinunter."

Dann kommt die furchtbarste Stelle des ganzen Textes. Christus berichtet, wie er in dem unermeßlichen Raum die Augen des Vaters suchte und sie nicht fand. Nur der unendliche Kosmos starrte ihn „mit einer leeren bodenlosen Augenhöhle an; und die Ewigkeit lag auf dem Chaos und zernagt es und wiederkäuete sich."

Die „Rede des toten Christus vom Weltgebäude herab, daß kein Gott sei" ist sprachlich einer der ganz großen Texte der deutschen Literatur – und wohl auch einer der furchtbarsten.

Jean Paul hat hier nicht nur viele der geheimen Ängste und Einsamkeiten des modernen Menschen vorausgeahnt, er hat auch die Versuchung in Worte gefaßt, die jeden Christen irgendwann einmal befällt – die Versuchung, die da lautet: Wie, wenn es nach dem Tode doch aus wäre? Wie, wenn dann doch das Nichts käme, die tiefe Nacht, der ewige Schlaf ohne Ende und ohne Erwachen? Wie, wenn alles Hoffen und aller Glaube vergebens gewesen wären? Wie, wenn unsere Todesstunde nicht in einem letzten Sinn, sondern in einer ewigen Frage, in letztem und absolutem Unsinn enden würde?

Ich meine, erst damit sind an die Himmelfahrtserzählung der Bibel die eigentlichen und entscheidenden Fragen gestellt. Wer sich gegenüber diesen Erzählungen heute immer noch mit Fragen wie: *Hat sich das auch im einzelnen so ereignet?* herumschlägt, hat noch gar nicht begriffen, um was es geht. Es geht um die Frage: Hat unser Leben ein letztes Ziel oder nicht? Hat es einen letzten, alles tragenden Sinn oder nicht? Die Beantwortung dieser Frage kann uns keiner abnehmen. Wir müssen uns selbst entscheiden: zwischen der Vision, wie sie Jean Paul probeweise entwirft, und dem Bild, wie es Lukas zeichnet, zwischen einem letzten Ziel und einer letzten Ziellosigkeit, zwischen einem letzten Sinn und einem letzten Unsinn. Vor diese Entscheidung stellt uns das Fest Christi Himmelfahrt, vor diese Entscheidung stellt uns Ostern, vor diese Entscheidung stellt uns unser ganzes Leben.

III

Was kommt nach dem Tod?

„Was kommt nach dem Tod?" Ist das eine sinnvolle Fragestellung? Dürfen wir überhaupt so fragen? Sind wir berechtigt, über Dinge zu reden, die unser Leben übersteigen? Hilft uns der Ausblick ins Jenseits wirklich? Werden wir bessere Menschen, wenn wir uns über ein ewiges Leben Gedanken machen? Werden wir dadurch ehrlicher, gerechter, weiser und menschlicher? Sollten wir nicht besser alle Kräfte darauf richten, unser Dasein in *dieser* Welt so gut wie möglich zu verwirklichen? Sollten wir nicht alles tun, das Leben, das uns *jetzt* aufgegeben ist, so anständig und so menschlich wie möglich zu führen, und sollten wir nicht über alles übrige schweigen? Ist es nicht besser, das Geheimnis des Lebens, seine Dunkelheiten und seine Rätsel, schweigend auf sich zu nehmen, in Geduld, Tapferkeit und wortlosem Vertrauen, und alles Jenseitige als Geheimnis stehenzulassen, über das uns kein Wissen zukommt?

Vor einiger Zeit sprach ich mit einem älteren Seelsorger, der in seinem Bistum geachtet und angesehen ist, der seine Pfarrei vorbildlich geleitet, der seiner Gemeinde jeden Sonntag das Evangelium in verantwortlicher Weise ausgelegt hat und dem man, weiß Gott, nicht vorwerfen kann, er rede leichtfertig und bedenkenlos daher. Es hat mich sehr nachdenklich gemacht, als mir dieser Mann im Verlauf unseres Gesprächs sagte:

„Wissen Sie, wir Theologen reden nach wie vor zu schnell vom Leben nach dem Tod, vom Jenseits, von der Auferstehung. Das alles fließt uns noch immer viel zu leicht über die Lippen. Ich habe in meiner Gemeinde sehr viele Menschen kennengelernt, besonders einfache und kleine Leute, besonders die Alten und die Kranken. Ich muß einfach sagen: Was nach dem Tode kommt, war nicht das Problem dieser Leute. Ihre eigentliche Sorge war: Sind meine Kinder auch glücklich? Habe ich genug für sie getan? Was wird mit meinen Angehörigen? Wie kommt mein Mann oder wie kommt meine Frau zurecht, wenn ich einmal nicht mehr da bin? Oder: Falle ich mit meiner Krankheit den anderen auch nicht zur Last? – Das waren ihre Fragen. Ich habe so viele Menschen kennengelernt", sagte dieser alte Seelsorger zu mir, „die nie vom Jenseits sprachen und die nie nach einem ewigen Leben fragten, die es aber gelernt hatten, ihr Leben still anzunehmen, und die es dann schließlich in Geduld und Tapferkeit zu Ende geführt haben. Und ist nicht genau dies das eigentlich Christliche? Kann man überhaupt mehr erreichen? Sollen wir solchen Menschen dann noch vom Jenseits reden?"

Mich haben diese Worte sehr nachdenklich gemacht – gerade weil sie ein Pfarrer sagte, der ein vorbildlicher Seelsorger war und von dem ich weiß, daß er nie ein Stück der christlichen Botschaft unterschlagen hat. Und doch konnte ich dem Gesagten in dieser Form nicht zustimmen. Natürlich stimmt es, daß viele Menschen nicht nur für sich selbst leben, sondern auch für die anderen, daß sie ihr Leben in Geduld und Tapferkeit angenommen haben, daß sie dabei kaum oder überhaupt nicht nach dem Jenseits fragen – und daß sie dabei doch im Grunde ein christliches Leben führen, weil sie ja sagen zu diesem Leben, zu seinem Sinn und zu seinem Geheimnis. Das alles stimmt.

Aber ich meine, dieses schweigende und namenlose Christsein kann noch nicht das Letzte sein. So menschlich es ist, das Unerforschliche schweigend anzunehmen – der Mensch ist gleichzeitig auch immer ein Fragender, und zwar einer, der nach dem Ganzen fragt und der nie mit seinem Fragen aufhört. Daß er ein Fragender ist, unterscheidet ihn gerade vom Tier, und wenn er nur schweigt und sich bescheidet und seine Fragen nicht immer wieder neu hinausschreit in der Hoffnung auf Antwort, dann verwirklicht er noch nicht sein ganzes Menschsein.

Ich meine deshalb, wir dürfen und müssen fragen: Was geschieht mit uns im Tod? Was geschieht mit unserem Leben, mit unserem Ich, mit unserem Bewußtsein, mit unserem Dasein, wenn wir gestorben sind? Ist es dann aus mit uns? Kommt dann die große Nacht, der ewige Schlaf, das Nichts? Sind wir dann für immer ausgelöscht – oder kommt dann erst das eigentliche, das wahre Leben, das, was wir Christen mit einem so abgegriffenen und doch nicht ersetzbaren Wort als die ewige Seligkeit bezeichnen? Was kommt nach dem Tod? Wir haben das Recht und die Pflicht, so zu fragen.

Aber selbst wenn es feststeht, daß wir so fragen dürfen, gibt es auf dieses Fragen eine Antwort? Wenn wir über die *theologische* Seite des Todes reden, über das, was an uns im Tod und jenseits des Todes geschieht, dann reden wir ja über eine Sache, die noch niemand von uns erfahren hat, und über einen Weg, den noch niemand von uns gegangen ist. Kann es auf solches Fragen eine Antwort geben?

Mit Sicherheit keine Antwort außerhalb des Glaubens. Was nach dem Tode mit uns geschieht, können wir nur im Glauben wissen, und darüber läßt sich nur vom Glauben her sprechen. Ich möchte das von Anfang an mit aller Deutlichkeit sagen. Ich spreche hier nicht als Naturwissenschaftler und nicht als Arzt und nicht als Philosoph, sondern als Theologe, das heißt als einer, der das Wort Gottes auszulegen hat. Und so betone ich noch einmal: Über das, was nach dem Tode mit uns geschieht, können wir nur im Glauben wissen.

Dieses „nur im Glauben" darf nun allerdings nicht als etwas Negatives verstanden werden, als etwas, das übrigbleibt, wenn man eben nichts Genaues weiß. Denn das meint „glauben" im theologischen Sinn gerade nicht. Glauben meint personale Erkenntnis. Glauben meint, sich einem anderen ganz anvertrauen und gerade dadurch erkennen. In diesem Sinn wissen wir von allen großen Dingen des menschlichen Lebens nur, indem wir glauben und indem wir vertrauen.

Nehmen wir gleich das Größte und Wichtigste: die Erfahrung menschlicher Zuneigung und Liebe. Daß ein anderer uns von Herzen liebt, können wir nur glauben, und darauf können wir nur vertrauen. Hier helfen weder Analysen noch Experimente. Je mehr wir einen Menschen psychologisch sezieren, desto mehr entgleitet er uns. Natürlich gibt es Versicherungen und Zeichen und sogar Beweise der Liebe. Aber wie können wir wissen, ob sich hinter allen Liebesversicherungen, die uns ein anderer Mensch gibt, nicht doch eine höchst sublime Eigenliebe verbirgt?

Daß ein anderer uns wahrhaft liebt, können wir nur glauben. Erst indem wir an die Liebe des anderen glauben, ihr mit unserer eigenen Liebe entgegenkommen und dabei das Wagnis eingehen, am Ende als die Dummen oder als die Betrogenen dazustehen, erfahren wir wirklich und endgültig, daß wir geliebt werden.

So verhält es sich, wie gesagt, mit allen großen Dingen des menschlichen Lebens, und so verhält es sich deshalb auch mit unserem Wissen von dem, was uns im Tod begegnen wird. Auch hier müssen wir glauben und vertrauen. Wir müssen daran glauben, daß in unserem Tod das Ziel und das Geheimnis unseres Lebens verborgen ist, ja, daß sich uns im Tod ein unendlicher Horizont öffnen wird, da wir nicht in das Nichts, sondern in Gott hinein sterben werden: wir werden *Gott* dann endgültig und für immer begegnen. Aber damit sind wir nun schon mitten in unserem Thema. Dieses Thema hieß: Was kommt nach dem Tod? Eine erste Antwort lautet:

In unserem Tod werden wir Gott endgültig und für immer begegnen.

Entscheidend an diesem Satz ist das Wort „endgültig“. Denn wir begegnen Gott ja schon in unserem irdischen Leben auf vielerlei Weise. Wir begegnen ihm im Glück und in der Not unseres Betens; wir begegnen ihm in unseren Gottesdiensten, in denen wir versuchen, zu ihm aufzublicken und ihm dankzusagen; wir begegnen ihm in jedem Dienst, den wir anderen erweisen und in jedem guten Gespräch, das wir mit anderen Menschen führen.

Aber in all diesen Begegnungen ist uns Gott verborgen. Er scheint zu schweigen; ja, er scheint sich uns ständig zu entziehen. Wir können ihn niemals festhalten, wir können nie sagen: Jetzt habe ich ihn erkannt. Immer wieder sind wir aufs neue unterwegs zu ihm, immer wieder müssen wir neu mit ihm anfangen. Wir begegnen Gott auf vielerlei Weise, aber wir kommen mit ihm an kein Ende.

Im Tode aber werden wir Gott endgültig begegnen, dem Gott unserer Gebete, dem Gott unserer Sehnsucht, unserer Hoffnung und unseres

Glaubens. Wenn wir vom Himmel sprechen, so sind damit nicht irgendwelche Dinge gemeint, die auf uns warten. Dinge gibt es nur in dieser irdischen Welt. Himmel – das ist nichts anderes als die Begegnung mit Gott selbst. Gott selbst wird dann vor uns aufleuchten, und wie das sein wird, kann kein Mensch beschreiben. Wir können höchstens an Stunden in unserem Leben denken, wo es auf einmal über uns kam, wo es uns wie Schuppen von den Augen fiel, wo wir auf einmal begriffen, wo wir plötzlich voller Erschütterung Zusammenhänge erkannten, von denen wir vorher nichts geahnt hatten.

Aber auch solche Vergleiche sind im Grunde nur hilflose Versuche, die vor der Erschütterung der wirklichen Begegnung mit Gott versagen müssen. In unserem Tod werden wir Gott endgültig begegnen. Wir werden dann begreifen, wie unheimlich nahe er uns schon immer gewesen ist – auch in den Stunden, in denen wir dachten, er sei weit von uns weg. Wir werden dann erkennen, wie groß und wie heilig Gott ist, unendlich größer und heiliger als das Bild, das wir uns von ihm gemacht hatten. Gott wird so groß und heilig vor uns aufstrahlen, daß er von da an unser ganzes Denken und unser ganzes Sein ausfüllen wird – endgültig und für immer.

Von hier aus gesehen, scheint mir der Begriff „ewige Ruhe“, den wir Christen so gern für das Leben bei Gott verwenden, kein guter und kein glücklicher Begriff zu sein. Die Begegnung mit Gott ist keine ewige Ruhe, sondern ungeheures und atemberaubendes Leben, ein Sturm von Glück, der uns hinwegreißt, aber nicht irgendwohin, sondern immer tiefer in die Liebe und in die Seligkeit Gottes hinein. In unserem Tod werden wir Gott endgültig und für immer begegnen. Ich komme zu einer zweiten Aussage:

Diese Begegnung wird uns zum Gericht.

Jeder von uns hat wohl schon Ähnliches erfahren: man begegnet einem Menschen, der ganz gütig und ganz lauter ist – und dann sieht man sich selbst plötzlich mit anderen Augen an. Man erkennt mit einemmal, wie eng und egoistisch man bis in den Grund seines Herzens eingestellt war, welch traurige Wege man gegangen ist und wie sehr man sein Leben ändern müßte. Gerade wenn ein großer, gütiger Mensch Vertrauen zu uns faßt und uns liebgewinnt, durchfährt uns – bei aller Freude – ein tiefes Erschrecken; ein Erschrecken darüber, wie wenig wir das Vertrauen und die Liebe des anderen verdienen.

Erfahrungen dieser Art sind unabdingbar, wenn wir begreifen wollen, warum uns die Begegnung mit Gott zum Gericht wird. Wenn wir ihm in unserem Tod begegnen, werden wir zum erstenmal erkennen, wer wir in Wahrheit sind. Gott braucht gar nicht über uns zu Gericht zu sitzen, er braucht nicht auf uns einzureden, wie menschliche Richter auf den Angeklagten einreden, er braucht uns nicht zu sagen: In den und den Punkten hast du erbärmlich versagt, das und das muß ich dir ankreiden, da und da liegt deine Schuld, ich muß dich verurteilen. Nein, ein Gericht in diesem Sinn wird es bei Gott nicht geben.

Es wird alles ganz anders sein: gerade indem wir in der endgültigen Begegnung mit Gott das ganze Ausmaß der Güte und Liebe erfahren, mit der Gott uns zeitlebens geliebt hat, werden uns die Augen über uns selbst aufgehen. Wir werden in einem furchtbaren Erschrecken unsere Selbstgerechtigkeit, unsere Herzenshärte, unsere

Herzlosigkeiten und all unseren Egoismus erkennen. Alle Selbsttäuschungen und Illusionen, die wir unser Leben lang in uns aufgebaut haben, werden mit einem Schlag zusammenbrechen. Alle Masken, hinter denen wir uns versteckt haben, werden fallen. Alle Rollen, die wir uns selbst und den anderen vorgespielt haben, müssen wir dann aufgeben. Das wird unendlich schmerzhaft sein und uns durchfahren wie Feuer. Wir werden, wenn Gott vor uns aufleuchtet, mit einemmal begreifen, was wir hätten sein können und was wir in Wirklichkeit waren. Das und nichts anderes ist das Gericht. Und das ist dann auch unser „Fegefeuer". Das Wort „Fegefeuer" ist zwar ein ganz schlechtes und mißverständliches Wort, das ich nur höchst ungern in den Mund nehme. Es ist vorbelastet. Es klärt die Dinge nicht, sondern macht sie eher noch schwieriger. Aber das, was dieses Wort eigentlich sagen will, ist eine Realität, die auch von der modernen Theologie ganz ernst genommen wird: daß uns nämlich in der Begegnung mit dem heiligen Gott die Augen über uns selbst aufgehen, daß die Erkenntnis, was wir in Wahrheit sind, für uns unendlich schmerzhaft ist, daß uns aber gerade dieser Schmerz läutert und uns überhaupt erst dazu fähig macht, Gott zu begegnen. Das alles aber nicht als ein Vorgang, der uns als zeitliche Strafe oder als Zustand auferlegt wird, sondern als ein Geschehen, das sich unmittelbar in der Begegnung mit Gott ereignet, ja das diese Begegnung überhaupt erst ermöglicht. Am besten sagen wir einfach: Die Begegnung mit Gott in unserem Tod wird uns zum Gericht – zum Gericht, das uns wie Feuer durchfährt. Freilich wäre das alles einseitig, wenn ich nun nicht sofort noch eine dritte Aussage hinzufügen würde:

In dieser Begegnung erfahren wir Gott
nicht nur als unseren Richter,
sondern wir erfahren zugleich und auf immer
das Erbarmen und die Liebe Gottes.

Lassen Sie mich auch für diesen dritten Punkt ein wenig weiter ausholen. Eine der klarsten und eindringlichsten Forderungen Jesu geht dahin, daß wir allezeit verzeihen müssen. Nicht nur siebenmal, sondern siebenundsiebzigmal. Das heißt aber: immer! Und wir sollen nicht nur denen verzeihen, die uns lieben und die gut zu uns sind, sondern erst recht denen, die uns hassen. Gott fordert also von uns eine grenzenlose Bereitschaft zum Verzeihen, eine Vergebungsbereitschaft ohne Maß und ohne Vorbedingungen. Das bedeutet aber doch, daß Gott genauso verzeiht. Sonst würde er ja von uns etwas fordern, was er selbst nicht verwirklicht. Das kann nicht sein. Er verzeiht immer und ohne Ausnahme. Er verzeiht ohne Bedingungen. Seine Barmherzigkeit kennt kein Maß. Wie hätte Jesus sonst sagen können, wir sollten barmherzig sein, wie unser Vater im Himmel barmherzig ist.

Wir dürfen also darauf vertrauen, daß wir im Tod einem gütigen und barmherzigen Gott begegnen werden. Die Güte und Liebe Gottes begleitet nicht nur unser Leben, sie wird sich erst recht an uns offenbaren, wenn wir Gott endgültig begegnen werden, wenn uns die Augen aufgehen und wir unsere eigene Unbarmherzigkeit und Härte erkennen müssen. Gerade dann wird uns Gott begegnen wie der gütige Vater im Gleichnis, er wird nicht nach Schuld und nicht nach Gerechtigkeit fragen, sondern uns in unendlicher Freude an sich ziehen. Das wird die eigentliche Erfahrung unseres Todes sein: die Liebe, die Güte und die Barmherzigkeit Gottes.

Ich hatte vorhin gesagt: Daß in unserem Tod das Ziel und das Geheimnis unseres Lebens verborgen liegt, können wir nur glauben. Ich füge nun noch hinzu: Auch daß Gott uns dann voll Liebe und Barmherzigkeit begegnen wird, können wir nur *glaubend* erwarten. Beweisen läßt sich da überhaupt nichts. Aber wir hatten ja gesehen: Liebe kann man niemals beweisen. Man kann an sie nur glauben. Man kann sie nur beantworten durch das Wagnis der eigenen Liebe. Wer sich auf das Wagnis einläßt, an die Liebe Gottes zu glauben, der wird am Ende nicht zu den Dummen und zu den Betrogenen gehören. Wer an die Liebe Gottes glaubt, den wird der Tod in das unbegreifliche und nicht aussprechbare Geheimnis der Liebe Gottes hineinführen.

Ich habe jetzt ziemlich lange von *Gott* gesprochen – von Gott, wie er dem Menschen im Tod begegnet, von dem vor uns aufstrahlenden, richtenden und verzeihenden Gott. Es ist an der Zeit, nun noch etwas genauer auf den *Menschen* einzugehen, dem dieser Gott begegnet. Sie werden wohl festgestellt haben, daß ich bisher immer von dem „Menschen“, nie aber von seiner Seele gesprochen habe. Ich habe bisher niemals formuliert: Die Seele des Menschen begegnet Gott im Tode, sondern stets: Der Mensch begegnet Gott. Das geschah sehr bewußt und in Übereinstimmung mit einer breiten Strömung innerhalb der heutigen Theologie.

In den vergangenen Jahrhunderten hat man es ja meist so formuliert: Im Tode trennt sich die Seele des Menschen vom Leib; sie gelangt zu Gott, und sie wird von Gott gerichtet. Schenkt Gott dann der Seele die ewige Seligkeit, so bleibt sie in der Anschauung Gottes, bis ihr am Jüngsten Tag bei der Auferstehung der Toten der verklärte Leib von Gott hinzugefügt wird. Diese Vorstellung hat sich bereits in den ersten Jahrhunderten der christlichen Theologie durchgesetzt, und sie ist auch heute noch bei vielen Christen verbreitet.

Man muß sich jedoch darüber im klaren sein, daß es sich hierbei um eine Hilfsvorstellung, um ein zeitgebundenes Vorstellungsmodell handelt. Dieses Vorstellungsmodell suchte damit fertig zu werden, daß das Neue Testament von der

Auferweckung des ganzen Menschen am Ende der Zeit spricht, daß aber andererseits der Mensch doch auch schon unmittelbar im Tod Gott begegnen muß. Beides gehört unaufgebbar zum christlichen Glauben: die leibliche Auferweckung am Jüngsten Tag – und die Begegnung des einzelnen schon im Tode mit Gott. An beidem wollte man festhalten, und man glaubte es nur zu können, indem man sich vorstellte, daß die *Seele* sofort nach dem Tod zu Gott gelangen werde, daß hingegen der *Leib* erst später am Ende der Welt von Gott auferweckt würde.

Heute wird dieses ganze Vorstellungsmodell von der Theologie mehr und mehr aufgegeben. Denn es macht einige Voraussetzungen, die gar nicht aus der Bibel, sondern aus der griechischen Philosophie stammen – Voraussetzungen, die der modernen Theologie immer fragwürdiger werden: daß nämlich der Mensch schön säuberlich in Leib und Seele zerlegbar sei, daß dabei die Seele der bessere und wichtigere Teil des Menschen sei und daß die Seele auch ohne den Leib Gott begegnen könne. Aber gibt es Seele in diesem Sinn überhaupt? Darf man sich Leib und Seele wie zwei Bausteine vorstellen, die man auseinanderschieben und auch wieder zusammenbauen kann? Doch offensichtlich nicht!

Leib und Seele sind nicht zwei Teile des Menschen, sondern zwei verschiedene Weisen einer einzigen, unteilbaren Wirklichkeit: nämlich des Menschen. Der Mensch ist Seele, und der Mensch ist Leib. Aber er ist beides in einer untrennbaren Einheit. Deshalb trifft auch der Tod den ganzen Menschen. Wer behauptet, daß der Tod nur den Leib betreffe, nimmt die Wirklichkeit des Todes nicht ernst. Es sieht dann so aus, als ob im Tod die Seele aus dem Leib, wie aus einem Gefängnis befreit, Gott entgegeneile. Nein, der Tod trifft den ganzen Menschen, seine gesamte Existenz. Wir müssen sterben, wir und alles, was unser ist.

Wer sich die Dinge anders vorstellt, muß sich fragen lassen, ob er dem furchtbaren Ernst des Todes gerecht wird. Ja, er muß sich fragen lassen, ob er nicht den Leib als etwas Überflüssiges, vielleicht sogar Negatives betrachtet. Denn wenn die Seele in der Anschauung Gottes ihre volle Seligkeit findet – auch ohne den Leib, so ist die Auferstehung des Fleisches einfach überflüssig. Ob in dieses ganze Vorstellungsmodell nicht doch eine geheime Verachtung des Leibes eingeflossen ist?

Umgekehrt gilt: gerade wenn man daran festhält, daß der Mensch eine Einheit ist, daß also der ganze Mensch durch den Tod hindurch muß, wird man um so leichter und um so unbeirrbarer dabei bleiben, daß im Tode auch der ganze Mensch mit Leib und Seele zu Gott gelangt. Denn wir sterben nicht in das Nichts hinein, sondern in das ewige Leben bei Gott. Der Tod trifft uns ganz, aber er stellt uns auch ganz in unsere bleibende Endgültigkeit vor Gott. Wir müssen sterben, wir und alles, was unser ist. Das gilt. Genauso gilt aber: wir werden zu Gott gelangen, wir und alles, was unser ist. Würden wir nur sagen: Unsere Seele gelangt im Tode zu Gott, und würden wir dabei Seele als Gegensatz zu unserem Leib begreifen, dann hätten wir gar nicht daran festgehalten, daß wir mit unserem Menschsein zu Gott gelangen. Denn der Mensch ist doch nicht nur eine abstrakte Seele. Der Mensch ist auch Leib, mehr noch, der Mensch ist eine ganze *Welt*. Zum Menschen gehören seine Freuden und seine Leiden, sein Glücklichsein und sein Traurigsein, seine guten und seine schlechten Taten, alle Werke, die er in seinem Leben vollbracht hat, alle Dinge, die er geschaffen hat, alle Vorstellungen, in denen er gelebt hat, alle Stunden, die er durchlitten hat, jede Träne, die er geweint hat, jedes Lächeln, das über sein Angesicht gegangen ist, die lange, persönliche Geschichte, die er durchlebt hat – all das ist der Mensch. Und all das ist er doch nicht nur als Seele, das ist er doch auch als Leib. Würde nicht der ganze Mensch mit Seele *und Leib* zu Gott gelangen, so könnte er auch nicht die ganze Geschichte seines Lebens vor Gott hintragen.

Vor einiger Zeit stieß ich auf ein Gedicht des Russen Jewgenij Jewtuschenko, das mich sehr ergriffen hat. Es vermag das, was ich sagen will, zu verdeutlichen. Es lautet:

Jeder hat seine eigene, geheime, persönliche Welt.
Es gibt in dieser Welt den besten Augenblick,
es gibt in dieser Welt die schrecklichste Stunde;
aber dies alles ist uns verborgen.

Und wenn ein Mensch stirbt,
dann stirbt mit ihm sein erster Schnee
und sein erster Kuß und sein erster Kampf...
all das nimmt er mit sich.

Was wissen wir über die Freunde, die Brüder,
was wissen wir schon von unserer Liebsten?
Und über unseren eigenen Vater
wissen wir, die wir alles wissen, nichts.

Die Menschen gehen fort...
Da gibt es keine Rückkehr.
Ihre geheimen Welten können nicht
wiederentstehen.
Und jedesmal möchte ich von neuem
diese Unwiederbringlichkeit hinausschreien.

Jeder Mensch, sagt Jewtuschenko, ist eine Welt für sich, eine eigene, unverwechselbare Welt. In jedem Menschen leben die Erlebnisse und Erfahrungen seiner Vergangenheit. Tief in unserem Unbewußten ruht die Erfahrung unserer ersten Liebe, die Erfahrung des ersten Schmerzes, das Erlebnis des ersten Schnees. Und weil jeder seine ganz eigenen Erfahrungen hat, die nur *er* machen konnte, und die nur *ihm* gehören, darum ist jeder Mensch ein unendlich kostbares und unbegreifliches Geheimnis. Gerade deshalb aber ist der Tod etwas Grauenhaftes. Wenn ein Mensch stirbt, dann stirbt mit ihm sein erster Kuß und sein erster Schnee, all sein Lieben und all sein Leiden, seine Freude und sein Schmerz. Wenn ein Mensch stirbt, dann geht jedesmal eine noch nie dagewesene und ganz persönliche Welt unter.

Ich finde, daß dieses Betroffensein von der unverwechselbaren und geheimnisvollen Welt, die zu jedem Menschen gehört, eine unbedingt notwendige Voraussetzung ist, um überhaupt begreifen zu können, was gemeint ist, wenn wir in unserem Glauben von der Auferstehung der Toten sprechen. Auferstehung heißt nämlich, daß der ganze Mensch zu Gott gelangt, der ganze Mensch mit all seinen Erfahrungen und mit seiner ganzen Vergangenheit, mit seinem ersten Kuß und mit seinem ersten Schnee, mit all den Worten, die er gesprochen, und mit all den Taten, die er getan hat. Dies alles ist doch unendlich mehr als eine abstrakte Seele – und deshalb ist es nicht vorstellbar, daß im Tod nur die Seele des Menschen vor Gott hintritt. Ich möchte deshalb als vierte Aussage formulieren:

Im Tod tritt der ganze Mensch mit „Leib und Seele“, das heißt mit seinem ganzen Leben, mit seiner persönlichen Welt und mit der ganzen unverwechselbaren Geschichte seines Lebens vor Gott hin.

Und nun müssen wir noch einen Schritt weitergehen. Es ist eine der grundlegenden Erkenntnisse der heutigen Anthropologie, daß der Mensch gar nicht zu sich selbst kommen kann ohne die Begegnung mit anderen Menschen. Existenz heißt in Begegnung leben. Existieren heißt andere erfahren. Nur wer als Kind von seinen Eltern Güte erfahren hat, vermag später selbst gütig zu sein. Nur wer viel geliebt worden ist, vermag später selbst zu lieben. Nur wer andere Menschen in ihrer Andersartigkeit erkannt hat, vermag sich selbst zu erkennen. Der Mensch wird nur wirklich Mensch in der Beziehung zu anderen, im Mitsein mit anderen, im gemeinsamen Erleben von Welt.

Ich hatte vorhin gesagt: Jeder Mensch hat seine eigene, persönliche Welt, und diese Welt nimmt er mit zu Gott. Ich muß nun hinzufügen: In diese eigene, persönliche Welt gehören auch die anderen Menschen, mit denen man zeit seines Lebens zu tun hatte. In diese Welt gehören die Mutter und der Vater, die Schwester und der Bruder, die Gattin und der Gatte, die Kinder, die Verwandten, die Freunde, diejenigen, für die man Verantwortung trug, und viele andere Menschen. Sie alle haben uns geprägt, sie alle gehören zur Geschichte unseres Lebens. Unser Menschsein ist gar nicht denkbar ohne die tausend Fäden, die uns mit den Menschen um uns verknüpfen.

Wenn es wahr ist, daß wir mit unserer ganzen Welt vor Gott hintreten, dann treten wir auch mit diesen Menschen vor Gott hin. Und wenn Sie nun bedenken, daß die Menschen, die mit *uns* verbunden sind, wiederum mit vielen anderen Menschen verbunden sind – und so immer weiter, dann werden Sie begreifen, daß man überhaupt nicht nur von der Begegnung des einzelnen Menschen mit Gott sprechen kann, sondern daß man zugleich immer auch von der Begegnung aller Menschen, ja von der Begegnung der ganzen Menschheit und der ganzen Geschichte mit Gott sprechen muß. Ich formuliere deshalb als fünfte Aussage:

Mit unserer eigenen persönlichen Welt ist die übrige Welt und die gesamte Geschichte untrennbar verknüpft. Im Tod tritt deshalb zusammen mit uns selbst die gesamte übrige Geschichte vor Gott hin.

Auch dies hat die Kirche immer geglaubt, daß die ganze Menschheit vor Gott hintreten wird, daß Gott vor allen Menschen und vor der ganzen Geschichte erscheinen wird, daß er alle Menschen und die gesamte Geschichte richten wird, und schließlich, daß wir nicht als einzelne am Leben Gottes Anteil haben, sondern in der Gemeinschaft der Heiligen. Allerdings verlegte die traditionelle Dogmatik diese Begegnung der gesamten Menschheit mit Gott auf einen Punkt am Ende der Welt. In dem Augenblick, wo ich damit ernst mache, daß im Tod der ganze Mensch vor Gott erscheint, und gleichzeitig begriffen habe, daß zu jedem Menschen sein Leib und damit ein ganzes Stück Welt gehört und daß in diese Welt viele andere Menschen hineingehören – in diesem Augenblick muß ich notwendigerweise annehmen, daß ich im Tod mit all den Menschen, die zu mir und meiner Welt gehören, ja daß ich mit der ganzen übrigen Menschheit vor Gott hintreten werde.

Aber wie soll das möglich sein? Ist das alles nicht absurd? Ich lebe, aber viele meiner Freunde sind schon tot. Wie sollen sie gleichzeitig mit mir zu Gott gelangen? Oder: ich sterbe, andere aber leben weiter. Wie sollen sie mit mir zusammen vor Gott hintreten? Oder: ich und die Menschen um mich herum sind gestorben. Die Weltgeschichte aber geht weiter. Jahrtausend um Jahrtausend. Wie soll all diese Geschichte, wie sollen all diese Menschen mit mir zusammen im Tod vor dem Angesicht Gottes erscheinen? Ich denke, an dieser Stelle ist es nun unbedingt erforderlich, ein Wort zum Begriff der Zeit zu sagen.

Zeit erscheint uns ja als etwas überaus Reales. Die Zeit, in die unser Leben eingebettet ist, erscheint uns als etwas Ehernes und Unabänderliches. Wir leben in der Zeit, müssen uns ihr fügen und können sie nicht überspringen. Und doch ist Zeit viel unwirklicher und brüchiger, als es im ersten Augenblick scheinen möchte. Denn die Zeit ist ja kein Ding wie die anderen Dinge unserer Welt. Sie ist kein Ding an sich. Sie ist eine Anschauungsform unseres Bewußtseins. Sie ist ein Schema, in welchem wir die Dauer der Dinge erleben. Bereits in der Mikrophysik wird unser Zeitbegriff durchlöchert. Erst recht zeigen parapsychologische Phänomene die Relativität von Zeit. Gibt es jenseits unserer Welt noch Zeit? Wir setzen das oft als selbstverständlich voraus. Wer zwischen dem persönlichen Gericht nach dem Tod und dem letzten Gericht am Ende der Welt unterscheidet, setzt voraus, daß es im Jenseits Zeit gibt. Wer annimmt, daß die Läuterung des Menschen nach dem Tod eine bestimmte Zeit in Anspruch nimmt, setzt voraus, daß es im Jenseits Zeit gibt. Wer annimmt, daß die Seele des Menschen zunächst ohne Leib bei Gott ist und daß der Leib erst später hinzugefügt wird, setzt voraus, daß es im Jenseits Zeit gibt. Wer annimmt, daß die Menschen, die tausend Jahre später als wir auf Erden leben werden, auch erst tausend Jahre später als wir vor Gott erscheinen werden, setzt voraus, daß es im Jenseits Zeit gibt. In Wirklichkeit ist jedoch die Zeit genauso eine Funktion unserer irdischen Welt wie der Raum. Raum und Zeit sind Anschauungsformen, in denen wir irdische Wirklichkeit erleben. Sie stehen und fallen mit der Erfahrung dieser unserer Welt. In der Welt Gottes gibt es nicht mehr unseren Raum – und genausowenig unsere Zeit.

Das heißt aber, daß der Mensch in *dem* Augenblick, da er stirbt und in die Welt Gottes eintritt, nicht mehr in der Zeit, sondern jenseits aller irdischen Zeit existiert. Mit seiner irdischen Zeit hat er dann nur noch insofern zu tun, als alle Momente der Existenz, die er gelebt hat, in seine Existenz bei Gott hineingezeitigt sind. Seine neue Existenz bei Gott ist die Summe und die Frucht all seiner irdischen Zeit – freilich von Gott verklärt und erhöht, aber sie ist nicht mehr selber in der Zeit.

Wenn diese Überlegungen richtig sind, dann kann nicht mehr gesagt werden, ein bestimmter Mensch wäre eher bei Gott als ein anderer. Denn das würde ja voraussetzen, daß es im Jenseits irdische Zeit gibt, daß dort Tage, Monate und Jahre vergehen wie in unserer Welt. Wir müssen vielmehr sagen: Wenn es bei Gott keine irdische Zeit mehr gibt, dann begegnen alle Menschen, selbst wenn sie zu ganz verschiedenen Zeiten gestorben sind, Gott zur „gleichen Zeit“, nämlich in dem einzigen und doch ewigen „Augenblick“ der Ewigkeit. Wenn es bei Gott keine irdische Zeit mehr gibt, dann ist in dem Augenblick, da ich sterbe, die Geschichte schon abgelaufen, dann fällt meine Begegnung mit Gott in eins mit der Begegnung der ganzen Menschheit mit Gott. Wenn es bei Gott keine irdische Zeit mehr gibt, dann ist mein Tod bereits der Jüngste Tag, und dann ist in meinem Tod die Auferstehung des Fleisches bereits gekommen. Man kann es auch so formulieren: Indem ein Mensch stirbt und eben damit die Zeit hinter sich läßt, gelangt er an einen „Punkt“, an dem die gesamte übrige Geschichte „gleichzeitig“ mit ihm an ihr Ende kommt, mag diese Geschichte auch „inzwischen“ in der Dimension irdischer Zeit noch unendlich weite Wegstrecken zurückgelegt haben.

Sie werden nun verstehen, warum ich mit einer solchen Zuversicht davon ausgehe, daß nicht nur meine Seele Gott begegnet, sondern meine ganze Existenz und mit dieser zusammen die ganze Menschheit. Sie werden nun aber auch verstehen, daß damit die letzten Dinge der Welt, die in der traditionellen Dogmatik so weit entfernt liegen, daß sie niemanden sonderlich beeindrucken, eine unheimliche Nähe und Aktualität gewinnen. Das Ende der Welt steht für mich nahe vor der Tür. Die Stunde des Gerichtes ist nicht mehr fern. Wir alle leben in der letzten Zeit, im Angesicht des Endes. Sechster Satz:

Im Tod versinkt alle Zeit.
Deshalb erlebt der Mensch im
Durchschreiten des Todes
nicht nur seine eigene Vollendung,
sondern zugleich die Vollendung der Welt.

Ich komme zu einem letzten Punkt – und dieser Punkt ist, genau genommen, der wichtigste. Bisher war ja immer nur von Gott und vom Menschen die Rede, aber noch nie von Christus. Das heißt aber: die eigentlich *christliche* Dimension von Tod und Ewigkeit ist bisher noch gar nicht zu Wort gebracht. Es ist höchste Zeit, dies nun mit aller Deutlichkeit zu tun.

Wenn das Neue Testament vom ewigen Leben spricht, von dem, was an uns im Tod und am Ende der Welt geschieht, spricht es ja niemals nur von Gott, sondern immer auch von Jesus Christus. Und dasselbe tut die gesamte christliche Tradition. All das, was ich bisher von der endgültigen Begegnung des Menschen mit Gott gesagt habe, wird im Neuen Testament in gleicher Weise als Begegnung mit Christus ausgesagt. Unser Tod ist die große, endgültige Begegnung mit Christus, er wird vor uns erscheinen, er wird uns zum Richter und Retter, er wird unseren armseligen Leib verwandeln in die Gestalt seines verklärten Leibes, er wird die Welt richten, er wird ewiges Leben zusprechen – all das sagt das Neue Testament von Jesus Christus.

Dieses Nebeneinander von Gott und Jesus Christus in den Endereignissen kann nun freilich so nicht stehenbleiben. Wenn wir genau sind, müssen wir sagen: Wir werden Gott *in* Jesus Christus begegnen. In ihm wird Gott vor uns aufleuchten. In seinem Angesicht werden wir das Angesicht Gottes schauen. In der Begegnung mit ihm werden wir das Gericht Gottes erfahren. In ihm wird uns Gott sein Erbarmen zusprechen. In ihm werden wir das ewige Leben Gottes finden. Mit einem Satz:

Unsere endgültige Begegnung mit Gott geschieht in Jesus Christus.

Fragt man über die thetischen Aussagen des Neuen Testaments und der Tradition hinaus, warum dies eigentlich so ist, warum wir einst Gott *in Jesus Christus* begegnen werden, so kann die Antwort nur lauten: Weil es auch schon in der Geschichte so gewesen ist. Gott hat vielmals und in vielerlei Weise zu uns gesprochen; sein letztes, endgültiges und nie mehr überholbares Wort aber sprach er zu uns in Jesus Christus. In ihm ist Gott letzte Offenbarkeit und letzte Gegenwärtigkeit in dieser Welt geworden. In ihm hat sich Gott endgültig an die Welt gebunden. In ihm ist das liebende Ja Gottes zur Welt und zum Menschen endgültig und für immer offenbar geworden. Wer von nun an wissen will, wer Gott ist, muß auf Jesus schauen. Wer ihn sieht, sieht den Vater. Wer ihm begegnet, begegnet Gott. Jesus ist der Ort, wo das befreiende und erlösende Handeln Gottes an der Welt seine letzte Tiefe erreicht hat.

Wenn nun aber Jesus der Ort ist, wo das Offenbarwerden und das endgültige Handeln Gottes in unserer Geschichte dergestalt eingestiftet ist, und wenn irdische Geschichte im Jenseits nicht einfach weitergeht, sondern dort ihre bleibende Endgültigkeit findet, in der alles eingebracht ist, was je in irdischer Geschichte wesentlich war, dann wird Jesus Christus auch im Jenseits aller Geschichte der eigentliche Ort unserer Gottesbegegnung sein. Er wird dann in alle Ewigkeit sein, was er schon hier auf Erden gewesen ist: derjenige, in dem uns das Leben geschenkt wird; derjenige, in dem Gott das ewige Wort seiner Liebe zu uns spricht.

Lassen Sie mich an dieser Stelle abbrechen, weil wir hier auf das tiefste und schönste Geheimnis unseres Glaubens gestoßen sind: so sehr hat Gott uns Menschen angenommen, so sehr liebt er uns, daß wir Gott in alle Ewigkeit nicht anders als in dem Menschen Jesus begegnen werden, daß wir für immer und ewig in dem Herzen eines Menschen Gott selbst finden und dort in die unendliche Liebe Gottes heimgeholt werden.

LITERATURHINWEISE

Zur christlichen Erfahrung bei Pascal vgl. *R. Guardini*, Christliches Bewußtsein. Versuche über Pascal, München ^{3}1956. Diesem Buch ist auch die Übersetzung des Mémorials entnommen (vgl. dort 47f).

Die Entrückung des Romulus findet sich bei Livius, Ab urbe condita I 16. Zur lukanischen Himmelfahrtsgeschichte vgl. *G. Lohfink*, Die Himmelfahrt Jesu – Erfindung oder Erfahrung? Stuttgart 1972.

Die „Rede des toten Christus vom Weltgebäude herab, daß kein Gott sei" gehört als „Blumenstück" zu dem Roman „Ehestand, Tod und Hochzeit des Armenadvokaten F. St. Siebenkäs im Reichsmarktflecken Kuhschnappel" von Jean Paul. Vgl. Rowohlts Klassiker der Literatur und Wissenschaft 17/18, Hamburg 1957, 160–164.

Gisbert Greshake / Gerhard Lohfink

Naherwartung – Auferstehung – Unsterblichkeit

Untersuchungen zur christlichen Eschatologie

Dritte, um eine Auseinandersetzung mit den theologischen Gegenpositionen erweiterte Auflage

Die beiden Autoren bieten hier einen willkommenen Beitrag zu dem nach langem Schweigen wieder beginnenden Gespräch über die „Letzten Dinge", ein christliches Kernthema, das hier – auch für den kritisch Denkenden –, exegetisch und dogmatisch fundiert, auf neue Weise dargestellt wird. Der Band zeigt exemplarisch, wie wir heute verantwortet und verständlich von Tod und Auferstehung, vom Ende der Welt und vom ewigen Leben sprechen können.

Quaestiones disputatae, Band 71, 3. Auflage,
kart. lam., ISBN 3-451-02071-8

Verlag Herder Freiburg · Basel · Wien

DM 8,80/80

Erich Zenger / Rupert Böswald

Durchkreuztes Leben

Besinnung auf Hiob

Anhand des alttestamentlichen Hiob-Buches, jener „Revolte zu Gott hin", meditiert Erich Zenger die ewige Frage des Menschen nach dem Sinn des Leids. Schritt für Schritt führt er zu einer Glaubenspraxis hin, in der das Leid nicht bloß erduldet, sondern angenommen und bewältigt werden kann. Die Betrachtungen Erich Zengers, seine Auslegungen von Gebeten des biblischen Hiob sowie fünf Interpretationen moderner Hiob-Gedichte durch Rupert Böswald zeigen beispielhaft, daß es durch das Leid hindurch einen Weg gibt, ja zu sagen zu unserem Leid, unserem Menschsein und unserem Gott. Ein Buch, das nicht vertrösten will, sondern befreiende Einsichten schenkt für jeden, der eigenes oder fremdes Leid trägt.

136 Seiten, kart. lam., ISBN 3-451-17609-2

Verlag Herder Freiburg · Basel · Wien